Verena Greiner

Wir gehen zum Deutschen

deutsch – autistisch

autistisch - deutsch

Manuela Kinzel Verlag

Impressum:

Manuela Kinzel Verlag
73037 Göppingen
Tel. 07165 / 929 399

info@manuela-kinzel-verlag.de
www.manuela-kinzel-verlag.de

1. Auflage 2026

ISBN 978-3-95544-193-7

Vorwort

Ich habe eine Autismus-Spektrum Störung und konkret aus diesem Spektrum das Asperger-Syndrom. Na und? Den größten Teil meines bisherigen Lebens hatte ich sowieso keine Kenntnis davon, dass ich mich zu Menschen aus dem Autismus-Spektrum zählen darf. Ich benutze bewusst das Wort „darf" an dieser Stelle. Ich bin froh, dass ich im Alter von fast 38 Jahren endlich Klarheit hatte und Schwierigkeiten in meinem Leben nun verständlicher für mich und mein Umfeld sind.
Manche Autisten neigen dazu, das gesprochene beziehungsweise das geschriebene Wort sehr wörtlich zu nehmen. Sprache ist eine Faszination und so vielschichtig! Doppeldeutigkeiten in der deutschen Sprache können Missverständnisse verursachen. Durch einen gezielten Einsatz der Sprache können Fehldeutungen jedoch vermieden werden. Vielen Autisten wird nachgesagt, dass sie Spezialinteressen haben. Ich widme mich leidenschaftlich dem Thema Sprache, unter anderem unter dem Aspekt der Doppeldeutigkeiten, und schlachte in humorvoller Weise Wörter und Formulierungen aus. Keine Angst, ich bin von Beruf nicht Metzger, sondern Jurist, so dass ich mich schon aufgrund meines Berufs gerne damit beschäftige, was eine Formulierung alles bedeuten kann.

Autismus ist für viele noch ein Buch mit sieben Siegeln. Das muss nicht sein!
Auch Autisten haben Humor! Wer das nicht glaubt, liest einfach weiter, denn ich nehme alle, die es schaf-

fen weiter zu lesen, mit auf eine Reise in meine Sprachwelt.

Warnung! Bitte schlagen Sie sich vor dem Lesen nicht den Magen voll! Die Reise wird sehr sättigend sein. Wir werden in Restaurants unterwegs sein und uns auch in das Reich der sprachlichen Tücken von Speisekarten begeben.
Und bitte nicht vergessen, eine ausreichende Portion Humor einzupacken. Dafür brauchen Sie auch keinen Koffer, Rucksack oder Reisetasche als Gepäckstück. Humor ist im eigenen Körper mit dabei. Er wird nur manchmal vergessen, obwohl mit ihm vieles leichter geht. Den Ernst lassen wir also getrost zu Hause. Ich hoffe, Sie merken schon, dass auch Personen mit dem Vornamen Ernst nicht vom Lesen ausgegrenzt werden. Und Sie bekommen schon einmal einen Vorgeschmack, wie sättigend Sprache sein kann, wenn man sie genauer unter die Lupe nimmt.

Aber keine Sorge! Die Reise führt nicht nur zu Lokalitäten. Es gibt z.B. auch einen Zwischenstopp in einer Arztpraxis und wir machen es uns im Hotel, in einer Ferienwohnung und auch zu Hause gemütlich.

Achtung! Sprachlich eigen – ich will es nicht verschweigen! Ich liebe es, mich sprachlich ein bisschen eigen auszudrücken und verwende auch gerne Fremdwörter!

Jeder Mensch ist einzigartig. Jeder Mensch hat bestimmte Vorlieben, Fähigkeiten und Schwächen. Es ist wichtig, einen Menschen so zu akzeptieren, wie er ist. Andere Meinungen und Eigenheiten können den eigenen Horizont bereichern. Meine Marotte, jedes Wort etwas genauer unter die Lupe zu nehmen, ist nicht dahingehend zu verstehen, dass ich nach Fehlern suche, sondern es ist eine autistische Eigenschaft von mir. Autisten nehmen manches anders wahr. Bei mir setzt sich automatisch beim Lesen bestimmter Ausdrücke ein Denkprozess in Gang. Mich stören Formulierungen, die ich selbst anders wählen würde, jedoch nicht, sondern ich betrachte sie mit Humor.

Das Buch soll daher mit einem Schmunzeln gelesen werden und gleichzeitig auch zum Nachdenken anregen, wie vielschichtig Sprache sein kann und welche Auswirkungen einzelne Worte beim Leser haben können – bei einer wörtlichen Wahrnehmung von bestimmten Formulierungen. Nicht jedem gelingt es, mit der nötigen Portion Humor an Sprache heranzugehen, so dass Missverständnisse bei unpräziser Wortwahl entstehen können.

Zugleich gebe ich den Lesern anhand von Beispielen bei den einzelnen sprachlichen Stationen kurze Einblicke in mein Leben als Autist.

Nun wünsche ich eine vergnügliche Reise! Ich hoffe, dass Sie gut trainiert sind, um über sprachliche Stolpersteine zu gehen und nicht zwischendurch schlapp machen! Am Ende der Reise erwartet Sie eine Belohnung! Es lohnt sich daher durchzuhalten! Aber wer neugierig ist, kann die Belohnung auch zwischendurch oder vorab lesen. Niemand soll gezwungen werden, das Buch von vorne bis hinten zu lesen. Lesen soll Spaß machen, aber auch die eigene Sichtweise erweitern. Aber wer bis zum Ende Durchhaltevermögen beweist, wird erfahren, wie man auch mit einem Autisten gut kommunizieren kann.

Station 1:

Aufwärmübungen!

Wir starten unsere Reise gemächlich und machen erst Aufwärmübungen, um uns langsam auf die sprachliche Reise einzustimmen.

Essengehen! Für viele ist Essengehen ein Erlebnis für den Gaumen und ein besonderes soziales Ereignis. Für mich ist Essengehen noch viel mehr! Es ist ein sprachliches Erlebnis par excellence.
Gerade beim Lesen der Speisekarte wird mein Autistenauge fündig, welche Preziosen der sprachliche Fundus der Speisekarte bietet.
Ich trinke im Restaurant immer spritziges Mineralwasser. Zudem sollte das Mineralwasser nicht eiskalt sein. Um einem Missverständnis vorzubeugen, teile ich dem Servicepersonal auch bei der Bestellung schon mit, dass das Mineralwasser nicht eiskalt sein sollte. Insofern brauche ich ob dieser Trinkgewohnheiten nicht nachzuschauen, welche Getränke das Lokal offeriert. Dennoch finde ich es beim Lesen der Speisekarte interessant, was es Trinkbares gibt und wie die Getränke sprachlich angepriesen werden.
Wer hat den sprachlichen Stolperstein bemerkt?
Können wir die Reise fortsetzen und die Aufwärmübung als absolviert ansehen oder müssen wir erst einen Schritt zurückgehen?
Ich gehe mal auf Nummer sicher und lege den Rückwärtsgang ein. Speisekarte. – Getränke. Wie ist das möglich? Getränke sind auf einer Speisekarte aufge-

führt? Getränke sind doch keine Speisen, obwohl ein Bier durchaus sättigend sein kann, auch wenn ich nicht aus eigener Erfahrung sprechen kann.
Schnell! Ich brauche einen Rettungsring! Ich rette mich, indem ich die Speisekarte für mich gedanklich in eine Speise- und Getränkekarte ummünze. Und schon ist die Sprachwelt wieder in Ordnung!
Zur Ehrenrettung der Getränke auf der Speisekarte ist jedoch anzumerken, dass ein Eiskaffee, wenn man das Eis mit dem Löffel ist, durchaus als Speise durchgehen kann. Auch eine heiße Schokolade mit Sahne kann vielleicht beim Verzehr der Sahne mit dem Löffel noch als Speise eingeordnet werden.

Station 2

Wir gehen zum Deutschen!

Viele Menschen lieben es, sich aushäusig kulinarisch mit hervorragend mundenden Köstlichkeiten verwöhnen zu lassen. Danach fühlt man sich wie ein Glückskeks im Chinarestaurant. Die Auswahl an Lokalitäten ist groß, auch wenn ich mich als Autist gerne des Auswahlkriteriums „bekannt bewährt" bediene, wenn es um die Entscheidung geht, in welches Lokal ich als Gast Einlass begehre.

Der Asperger-Stammtisch, den ich einmal im Monat besuche, findet jedes Mal in demselben Restaurant statt. Von daher wird mir die Entscheidung abgenommen, in welchem Lokal ich zu Gast sein werde. Viele Autisten lieben Rituale und gleichmäßige Tagesstrukturen. Ich gehöre dazu. Gleiche Abläufe geben mir Halt. Veränderungen können leicht zu Überforderungen führen, insbesondere wenn sie spontan sind und ich mich nicht ausreichend darauf einstellen kann.

Am Rande ist hier zu erwähnen, dass bei mir, wenn man das Gehirn mit einer Festplatte vergleicht, diese Festplatte durch die vielen Eindrücke abends fast keine Speicherkapazität mehr hat und ich dann froh bin, wenn nicht zu viele Veränderungen am Tag auf mich einströmten.

Aber setzen wir nach diesem kurzen Einschub über die Vorlieben, die Autisten haben können, die Reise fort.

Auch ohne eine Weltreise lässt sich die Welt gastronomisch entdecken. Man hört oft Phrasen wie „Wir

könnten mal wieder zum Italiener, Chinesen oder Griechen gehen.“
Als kleine gedankliche Übung kann ein jeder Leser an dieser Stelle einfach einmal kurz innehalten und versuchen zu memorieren, welcher Ausdrucksweise man sich selbst befleißigt, wenn es um Überlegungen geht, ob der Magen bei einem Restaurantbesuch lieber mit deutschen, italienischen, griechischen oder chinesischen Gerichten gefüllt werden soll.
Kurzer Einschub: Ich esse nicht jedes Gericht. Ein Gericht im Sinne der Institution, die Rechtsprechung wahrnimmt, esse ich nicht.
Akustisches Neuland wäre es wohl, im Zusammenhang mit einem geplanten Restaurantbesuch den Satz „Wir gehen zum Deutschen“ zu hören. Korrekter wäre es, von einem Lokal mit italienischer, beziehungsweise griechischer Küche zu sprechen, oder von einem Lokal, das italienische, beziehungsweise griechische Gerichte auf der Speisekarte anbietet. Nicht jedes italienische Lokal wird von einem Italiener geführt. Es ist jedenfalls interessant, dass für den Besuch eines Lokals mit fremdländischer Küche eine andere Ausdrucksweise Usus ist. Schon zwei Studierenden der Universität Barcelona ist diese sprachliche Ausdrucksweise als abwertend und diskriminierend aufgefallen und sie beschäftigten sich damit in einer Seminararbeit[1].
Dabei werden Gerichte wie Pizza und Spaghetti nicht als exotische Gerichte wahrgenommen, sondern berei-

---

[1] https://weltwoche.de/daily/zum-italiener-zum-chinesen-essen-gehen-srf-schlaegt-alltagsrassismus-alarm/

chern in vielen Haushalten in Deutschland wöchentlich den Speiseplan. In zahlreichen Restaurants mit deutscher Küche ist bei den Kindergerichten Spaghetti ein Klassiker. Ich mag gleiche Abläufe, so dass bei mir zu Hause in der Regel jeden Freitag Abend eine selbstgemachte Pizza kulinarisch das Wochenende einläutet. Manche mögen denken, dass jeden Freitag Pizza langweilig wie ein Pfannkuchenteig ohne Eier sei. Rituale helfen mir als Autist, das Gedankenkarussell ein bisschen zum Stillstand zu bringen, so dass ich enge Freundschaft mit der Pizza am Freitag geschlossen habe. Dafür kann es beim Belag zu kleinen Abweichungen kommen.

Aber beschäftigen wir uns nun mit den Namen von Restaurants.

Nicht nur jeder Mensch hat einen Namen, sondern auch jedes Lokal hat einen Namen. Klassische Namen für deutsche Lokale sind etwa „Zum Löwen“ oder „Zur Post“.

Beim Lesen der Namen von Lokalen kann sogar der geographische Horizont erweitert werden. Vielfach heißen die griechischen Lokale „Athen“, „Korfu“, „Kreta“ oder „Rhodos“. Und wenn dann noch eine Europa- beziehungsweise Weltkarte zu Hause die Wände ziert oder man gerne ein Europa- beziehungsweise Weltpuzzle zusammensetzt, kann man zugleich auch lernen die Orte, nach denen das Lokal benannt ist, zu lokalisieren.

Am besten, man isst zu Hause, dann begibt man sich sprachlich nicht auf ein schwieriges Terrain. Auch daheim kann man Essen zu einem Fest der Sinne gestalten und jeder weiß selbst, welche Speisen hausgemacht sind oder nicht! Das bisschen Haushalt macht sich doch von alleine!

Die Sätze im vorangegangenen Absatz sind nicht ernst zu nehmen und keinesfalls als Aufforderung zu verstehen, der Gastronomie als Gast fern zu bleiben. Es handelt sich lediglich um eine humorvolle Schlussfolgerung aus sprachlicher Sicht. Ich selbst gehe auch gerne essen und schätze die beruflichen Tätigkeiten in der Gastronomiebranche.

Station 3

Durchgehend warme Küche!

Wenn ich in ein Lokal essen gehe, möchte ich gerne eine warme Mahlzeit essen und nicht nur eine kalte Brotzeit.
An einigen Gaststätten ist auf Schildern zu lesen, dass es durchgehend warme Küche gibt. Durchgehend warme Küche! Diese Formulierung hat es in sich!
Man ziehe sich als Gast also sicherheitshalber warm an und vergisst Mütze und Handschuhe nicht, da wörtlich betrachtet außer der Küche die anderen Räume nicht durchgehend warm sind.
Vielleicht heizt sich die Küche durch die Wärme eines Backofens oder von der Wärme der Herdplatten mächtig auf, so dass selbst in der Nacht und mithin tatsächlich durchgehend 24 Stunden täglich eine wohlige Wärme den Aufenthalt in der Küche behaglich macht. Ein mutiger Gast, der Wollpullover und Jacke vergessen hat, wagt möglicherweise zu fragen, ob die Küche auch als Speiseraum genutzt werden darf, bevor bibbern und frieren während des Essens in den anderen Räumlichkeiten angesagt ist. Als Gegenleistung bietet es sich an, eine exzellente Bewertung im Internet zu verfassen, denn Show Cooking am Ort der Entstehung des Essens in der Küche bedeutet für viele Menschen Erlebnisgastronomie.
Selbst wenn das Küchenpersonal – zumindest während der Öffnungszeiten und nicht 24 Stunden täglich – durchgehend warme Mahlzeiten zubereitet, weiß der Gast bei Betreten des Lokals z.B. 20 Minuten vor

Schließung nicht, ob er noch in den Genuss einer warmen Mahlzeit in dieser Gaststätte kommt. Dazu müsste er zumindest von der Dauer der Zubereitung des ins Auge gefassten Gerichts Kenntnis haben. Aber Klage einreichen beim Gericht um die Ecke macht keinen Sinn, wenn man 20 Minuten vor Schließung des Lokals einen frisch zubereiteten Kaiserschmarrn bestellt, der 30 Minuten braucht –angefangen vom Schlagen der Eier bis zum Zerkleinern vor dem Servieren.

Ich finde es immer schade, wenn ein Restaurant nur warme Küche anbietet und nicht auch heiße Küche. Eine Suppe muss, damit sie meinen Geschmack trifft, heiß sein. Vielleicht kommt ja einmal ein Restaurantbetreiber auf die Idee, das Essen zu den vom Gast gewünschten Temperaturen zu servieren. Zumindest ist der Kaffee heiß, wenn er in der Getränkekarte in der Rubrik Heißgetränke aufgeführt ist.

Station 4

Haben Sie schon gewählt?

Auf unserer gemeinsamen Sprachreise in ein Lokal sind wir irgendwann an dem Punkt angelangt, dass die Lektüre der Speise- und Getränkekarte beendet ist und die Entscheidung gefallen ist, was bestellt wird. Ich schaue sogar manchmal schon zu Hause im Internet nach, damit ich im Vorfeld im Bilde bin, welche Speiseauswahl mich im Lokal erwartet. Nur so weiß ich, ob es dort überhaupt ein Essen gibt, das zumindest der Bezeichnung nach geeignet ist, meinen kulinarischen Vorlieben zu entsprechen. Aber wenn es ein Schnitzel mit Pommes mit Beilagensalat gibt, besteht kein Anlass zu Sorge, dass ich auf der Speisekarte nicht fündig werde. Den Beilagensalat gilt es schon einmal gedanklich vorzumerken, denn dieser ist es wert, sich ihm unter sprachlichen Gesichtspunkten näher zu widmen.

Jetzt heißt es nach dem Zuklappen der Speisekarte (oder Speise- und Getränkekarte, falls auch Getränke auf der Karte stehen) warten, bis das Servicepersonal an den Tisch kommt, um die Bestellung aufzunehmen. Manchmal vernimmt man dabei die Frage „Haben Sie schon gewählt"? Ist die Entscheidung bereits gefallen, welches Essen den Magen bald füllen wird, wäre die Antwort auf die vorgenannte Erkundigung „ja". Allerdings kann durch eine solche Äußerung der bloßen Bejahung das Wunschgericht nie den Weg in den Mund finden. Denn dazu müsste entweder die Antwort über die Fragestellung hinaus ausgeweitet wer-

den oder das Servicepersonal müsste im nächsten Schritt die Frage stellen, was der Gast zum Essen bestellen möchte.
Ich treibe es sprachlich jetzt nicht auf die Spitze. Aber man sollte bedenken, dass es auch Restaurantbesuche gibt, die in zeitlicher Nähe zu einer politischen Wahl stehen. Dann könnte man es schon als äußerst neugierig betrachten, wenn das Servicepersonal Interesse bekundet, ob ich schon gewählt habe. Wann ich mein Kreuz auf dem Wahlzettel setze, geht nicht jeden etwas an.

Merke: Als Gast im Restaurant kommt man alleine mit den Wörtern ja und nein nicht aus, wenn man hungrig das Lokal betritt und es satt verlassen möchte. Es sei denn, man stibitzt einfach vom Teller nebenan ein bisschen was herunter oder isst seine mitgebrachte Verpflegung, wenn der Verzehr mitgebrachter Speisen erlaubt ist. Eine Möglichkeit wäre auch, durch Zeigen auf die Speisekarte die Essen- beziehungsweise Getränkebestellung aufzugeben.

Station 5

All you can eat nur mit Englischkenntnissen

Wer der englischen Sprache nicht mächtig ist, wird nun Schwierigkeiten haben, die Reise fortzusetzen. Oder er muss sich bei der Essensauswahl trotz Bärenhungers etwas einschränken.
Um alles essen zu können, muss man die englische Sprache beherrschen.
Ist das so?
Der Mensch wird nicht polyglott geboren. Der Kurs „Englisch für Anfänger" an der Volkshochschule ist schon ausgebucht, sonst hätten wir auf unserer sprachlichen Reise auch einmal an der Volkshochschule einen kurzen Halt einlegen können. Warum nicht einmal als Substitut einige Male ein Restaurant aufsuchen? Zumindest wird das englische Vokabular dort so erweitert, dass man in englischsprachigen Ländern seinen Hunger stillen kann.
Wer auf unserer sprachlichen Reise großen Appetit verspürt, ist bestimmt in einem Lokal gut aufgehoben, das mit „All you can eat" wirbt, vorausgesetzt, man beherrscht die englische Sprache und ist in der Lage, „All you can eat" zu übersetzen.
Ich selbst bin kein Liebhaber von Buffets, sondern finde es stilvoller, wenn mir das bestellte Essen serviert wird. Ich bewege mich zwar gerne, aber so viel Bewegung muss dann doch nicht sein, dass ich im Lokal einen kleinen Spaziergang zum Buffet mache und mich eventuell in eine Schlange am Buffet einreihe. Außerdem ist die Chance, dass das Essen heiß auf den Teller

gelangt, beim Servieren größer als bei der Selbstbedienung am Buffet.
Aus der nachfolgenden Auswahl an Speisen kann man sich satt lernen, vor allem wenn man von dem Angebot „All you can eat“ Gebrauch macht. Je mehr man essen kann, desto länger kann man im Restaurant verweilen und die Speisekarte studieren und sein Vokabular an englischen Wörtern erweitern.

Chicken Potatoe
Crispy Onion Rings
Cesar Salad Chicken
Chicken Nuggets
Chicken Wings

Aber Römersalat mit Hähnchenbruststreifen klingt nicht so spektakulär und es macht bei Freunden doch gleich viel mehr her, wenn man im Status als Bildunterschrift „Cesar Salad Chicken“ einfügen kann. Das klingt nach einer kleinen kulinarischen Weltreise.
Und wenn ich mir unterwegs einen Kaffee zum Mitnehmen kaufen will, dann ist der Kaffee to go zu empfehlen. Achtung! Bitte das Leerzeichen nicht vergessen und das „t“ kleinschreiben, sonst gibt es als neue Kreation Kaffee Togo. Mit Sicherheit sind die Kaffeebohnen bei einem solchen Kaffee aus Togo.
Wer den Geldbeutel etwas schonen möchte, dem sei angeraten, Getränke nur während der Happy Hour zu bestellen.
Statt im Fitnessstudio sein Krafttraining abzuspulen, kann man auch getrost die Power Bowl verzehren.

Wer zu solch einem Power-Food noch einen Smoothie trinkt, braucht keinen Energy Drink mehr, um gestärkt durch den Tag zu kommen.
Die deutsche Sprache ist so vielfältig! Mit ein bisschen Kreativität lässt sich die Speise- und Getränkekarte alleine mit deutschem Vokabular so gestalten, dass der Leser sich nicht langweilt und sich dennoch beim Lesen dieser Karten wie im Urlaub vorkommt.
Es gibt ein schönes Lied von den Prinzen, das den Titel „Be cool, speak deutsch“ trägt.
Wer nach „All you can eat“ noch immer hungrig ist, kann sich noch einen Mitternachtssnack holen, auch wenn es ein Betthupferl vor dem Schlafengehen ebenso getan hätte.

Station 6

Ofenfrischer Schweinebraten

Nach so viel englischem Vokabular bekomme ich richtig Appetit auf gute deutsche Küche! Auch wenn ich keine Vorliebe für Schweinebraten habe, gehört ein Schweinebraten zu den Klassikern in der bayerischen Küche. Ein Spaziergang durch eine bayerische Innenstadt lässt das Herz eines Sprachliebhabers höherschlagen!

Wer kann es erraten, was mich sprachlich beim Schweinebraten fasziniert? Es ist nicht das Wort Schweinebraten! Es ist die Tatsache, dass der Schweinebraten ofenfrisch angeboten wird!

Ofenfrischer Schweinebraten!

Auf Speisekarten oder auf Tafeln vor einem Restaurant wird gerade dem Schweinebraten häufig das Adjektiv „ofenfrisch" vorangestellt. Der Sauerbraten kommt sprachlich etwas nackiger daher und ihm fehlt sprachlich – zumindest in der Regel – die Ofenfrische. Aber er ist nicht deswegen sauer, weil er nicht mit einem Adjektiv garniert wird.

Der Schweinebraten ist ein Klassiker in der Bratenküche! Würde er weniger Absatz finden, wenn er nicht mit „ofenfrisch" angepriesen würde? Diese Frage kann sich der Leser selbst versuchen zu beantworten – und auch versuchen zu eruieren, welchen Einfluss die Ofenfrische auf die Wahl des Essens hat. Dabei bedeutet ofenfrisch nicht, dass der Braten gerade erst die volle Backzeit hinter sich hat, sondern dass er noch frisch und warm aus dem Backofen kommt.

Ofenfrisch kann ein Schweinebraten zum Abendessen daher auch sein, wenn er um 11 Uhr bereits den Backofen verlassen hat und abends nach der Bestellung noch einmal 15 Minuten im Backofen erwärmt wurde. Kommt im Umkehrschluss ein Schweinebraten, der nicht als ofenfrisch deklariert wird, aus der Mikrowelle, dem Kochtopf oder aus der Pfanne auf den Teller des Gastes?
Wir treiben das Sprachspiel jetzt nicht auf die Spitze! Wer es genau wissen will, dem steht es frei, seine Zungenfertigkeit und auch Schlagfertigkeit zu trainieren und beim Servicepersonal im Restaurant nachzufragen. Aber der Erhalt der Antwort kann womöglich etwas Zeit in Anspruch nehmen, da möglicherweise erst der Koch befragt werden muss.
Auch wenn ich den Schweinebraten nicht bestelle, kann ich trotzdem die Ofenfrische genießen, wenn mir nach etwas Süßem ist und ich mich für den angebotenen ofenfrischen Apfelstrudel mit Vanillesoße entscheide, auch wenn die Vanillesoße nicht topffrisch serviert wird.
Ich habe jedenfalls noch keine Speisekarte gesehen, auf der ein Gericht topffrisch angeboten wird.
Anscheinend wird in den Küchen der Restaurants wenig in Töpfen gekocht. Vielleicht werden die Töpfe eher für Kindergeburtstage gebraucht, damit das Spiel Topfschlagen nicht ausstirbt.

Station 7

Hausgemachte Spätzle!

Autisten sind manchmal speziell, was ihre Vorlieben betrifft. Nichtsdestotrotz habe ich es einmal gewagt, in einem Restaurant im Urlaub in Baden-Württemberg nachzufragen, ob ich zum Schnitzel Wiener Art als Beilage statt Pommes Spätzle bekommen könnte. Ich musste als Antwort vernehmen, das passe doch überhaupt nicht und wenn, dann müsste eine Soße dazu gereicht werden. Ich bin kein Liebhaber davon, dass Beilagen in der Soße schwimmen. Ich kann schwimmen, aber die Beilagen haben mit Sicherheit noch nicht einmal das Seepferdchen. Aber ich bekam meinen Sonderwunsch dennoch erfüllt.

Was hat meine Anekdote der Spätzle ohne Soße nun mit dem Thema Sprache zu tun?

Wenden wir uns auf unserer Reise wieder dem Studium der Speisekarte zu und führen uns vor Augen, dass wir auf der Speisekarte als Beilage beim Rehgulasch hausgemachte Spätzle und bei der Kalbsleber als Beilage Kartoffelpüree lesen.

Bei einem verwöhnten Gaumen wird mit Sicherheit nicht die Kalbsleber gewählt, da die bloße Bezeichnung Kartoffelpüree in Zusammenschau mit hausgemachten Spätzle suggeriert, dass das Kartoffelpüree gerade nicht hausgemacht ist.

Legt man noch eine sprachliche Kuriosität als Zugabe darauf, sind die Spätzle nicht aus Eiern gemacht, denn sonst wäre die Formulierung Eierspätzle, die auf Speisekarten auch anzutreffen ist, gewählt worden.

Station 8

Beilagensalat

Wie versprochen, befassen wir uns auf der Reise auch mit dem Beilagensalat. Ein paar Vitamine müssen schon sein, damit wir auf dem Ausfluge gesund bleiben. Beim Schnitzel Wiener Art, meinem Lieblingsessen in einem deutschen Lokal, muss für mich ein Beilagensalat dabei sein, damit mein inneres Gleichgewicht nicht ins Wanken gerät. Bestimmte meiner Marotten als Autist mögen andere zwar als eigen empfinden, aber jeder Mensch ist anders und das ist auch gut so. Sonst wäre die Welt ja nicht so vielseitig.
Was hat es nun sprachlich mit dem Beilagensalat auf sich?
Beilagensalat! Ein Wort, das man sich wie Mousse au Chocolat auf der Zunge zergehen lassen muss.
Stellen wir uns einmal vor, der Gast möchte keine Vorspeise essen und bestellt ein Schnitzel Wiener Art mit Pommes und einem kleinen Beilagensalat.
Dieser Beilagensalat wird jedoch häufig nicht als Beilage, sondern zeitlich bereits deutlich vor dem Schnitzel mit Pommes serviert. Ist es dann kein Beilagensalat mehr, sondern eine Vorspeise und der Gast wurde mithin in die Irre geführt?
Die Pommes sind ja auch eine Beilage und ein Gast würde es mit Sicherheit beanstanden, wenn die Pommes bereits 10 Minuten vor dem Schnitzel serviert würden.

Man könnte mit der sprachlichen Betrachtung des Beilagensalats mit Sicherheit die Wartezeit bis zum Servieren des Schnitzels überbrücken.
Wenn etwa der Beilagensalat mit deutlicher Vorlaufzeit vor dem Schnitzel und den Pommes serviert wird, hat der Gast es selbst in der Hand, ob er den Salat als Beilage oder Vorspeise verzehren möchte. Jeder ist frei in der Entscheidung, ob er den Salat unangerührt stehen lässt, nur kurz daran pickt, bis das Schnitzel eintrifft, oder ob er in Anbetracht eines Hungergefühls und der sinnlichen Verführung, die durch das bloße Betrachten des Salats ausgelöst wird, sich doch schon hinreißen lässt, den Salat vorab zu genießen.
Man könnte natürlich in die Abwägung einbeziehen, dass ein angemachter Salat, insbesondere wenn er einige Zeit auf dem Tisch steht, an Frische und Vitaminen verliert und daher ein gesundheitsorientierter Gast fast keine andere Wahl hat, als sich den Salat vorab munden zu lassen.
Eine weitere Möglichkeit wäre auch, wenn man sich traut, das Servicepersonal bei der Essensbestellung darum zu bitten, den Salat möglichst zeitgleich zum Schnitzel zu servieren.
Für das Servicepersonal ist es hingegen einfacher, frei entscheiden zu können, zu welchem Zeitpunkt der Salat serviert wird, gerade wenn Hochbetrieb herrscht und reichlich zu tun ist.
Es ist für die Gesundheit mit Sicherheit kein Nachteil, nicht zu viel auf einmal zu essen.
Bei vorherigem Verzehr des Salats kann man die warme Speise auch eher warm essen, als wenn man paral-

lel dazu den Beilagensalat isst. Aber man kann ja den Beilagensalat auch einfach als Dessert verspeisen und so lange stehen lassen, bis die anderen Gäste am Tisch einen Nachtisch serviert bekommen.
Eine Angewohnheit von mir ist es, auch wenn der Beilagensalat schon vor dem Schnitzel dargereicht wird, diesen erst zu essen, wenn das Schnitzel serviert wurde. Dann esse ich erst den ganzen Salat, bevor ich mich dem Schnitzel und den Pommes widme.
Manch einer mag zwar denken, dass das unlogisch sei, denn der Salat wird ja – anders als das Schnitzel und die Pommes – nicht kalt. Diese Abläufe sind mir aber heilig. Das ist schon immer so gewesen und wird vermutlich immer so bleiben.

Merke: Salat schmeckt fein zu jeder Stund und findet stets den Weg zum Mund.

Station 9

Süße Bratkartoffeln

Mögen Sie Kartoffeln? Ich hoffe doch, denn nun werden wir auf unserer Reise entdecken, dass es auch die Kartoffel sprachlich in sich hat.
Haben Sie schon einmal süße Bratkartoffeln probiert? Noch nicht? Dann haben Sie, genau wie ich, vielleicht etwas verpasst! Süße Bratkartoffeln bringen eine Portion Süße in unser Leben!
Im Internet findet man zumindest zahlreiche Rezepte für süße Bratkartoffeln. Vielleicht sollten Sie beim nächsten Restaurantbesuch fragen, ob die angebotenen Bratkartoffeln auch in einer süßen Variante zu haben sind.
Fragen kostet nichts, zumindest in der Regel.
An dieser Stelle möchte ich eine kleine Anekdote anbringen, die meinen Mann und mich in Reminiszenz an einen Urlaub in Oberstdorf immer wieder zum Schmunzeln bringt.
Wir haben ein Käsegeschäft betreten, um für Bekannte ein Mitbringsel zu erwerben. Ich bin kein Einkaufsliebhaber, sondern gehöre zu der Fraktion, die gezieltes Einkaufen bevorzugt, also rein ins Geschäft, Soll erfüllen, keine überflüssigen Fragen an das Verkaufspersonal und wieder raus.
Von daher war ich in diesem Käsegeschäft genau richtig, denn fachliche Fragen an das Verkaufspersonal hätten dazu geführt, dass wir selbst bei keinem Kauf von Käse das Geschäft nicht ohne zu bezahlen hätten verlassen dürfen.

Auf einem Schild war sinngemäß zu lesen, dass Fragen im Sinne einer Beratung zum Käse nicht kostenlos sind, sondern je nach Umfang der Beratung zu bezahlen sind. Also lernen wir auf unserer Reise, dass Fragen nicht immer kostenlos sind.
Aber jetzt widmen wir uns wieder den Bratkartoffeln.
Auf manchen Speisekarten ist die Formulierung „herzhafte Bratkartoffeln" zu lesen. Sind Bratkartoffeln, die auf der Speisekarte ohne die sprachliche Garnierung „herzhaft" daherkommen, nun herzhaft oder süß?
Spielt man das Sprachspiel nun eine Runde in der Version für Fortgeschrittene weiter, stellt sich die entscheidende Frage, ob die herzhaften Bratkartoffeln aus Süßkartoffeln sind, wenn schon der herzhafte Geschmack in den Vordergrund gerückt wird. Vielleicht sollte man zwischendurch vor dem Weiterlesen einfach mal herzhaft lachen. Oder vielleicht lieber süß lachen, um gestärkt mit einer Portion Humor die Reise fortzusetzen.

Station 10

Schweinelendchen oder Schweinelende

Mit Musik geht vieles leichter. Und Kinderlieder kennt fast jeder. Also münzen wir ein bekanntes Kinderlied nun ein bisschen um, um uns in die Welt der Verkleinerung zu begeben.

Hänschen klein, ging allein, in das Restaurant hinein. Und was bestellte Hänschen dort? Als Vorspeise entscheidet Hänschen sich für das Brokkolisüppchen und als Hauptspeise für das Schweinelendchen. Er hätte gerne wie in einem anderen Lokal in der Woche zuvor eine Brokkolisuppe und Schweinelende gegessen, aber dies wurde nicht angeboten.

Welche Bedeutung hat die Verwendung des Diminutivs auf der Speisekarte? Soll damit zum Ausdruck gebracht werden, dass der Gast mit Sicherheit kein Magendrücken nach dem Verzehr des Schweinelendchens bekommt? Oder ist das Schweinelendchen nur die Beilage zu den Spätzle, die zum Schweinelendchen gereicht werden? Oder sollen die Gäste dazu animiert werden, noch eine Nachspeise zu bestellen? Oder soll es einfach nur nett klingen, wenn die Lende als Lendchen angeboten wird? Was wird aus dem Schweinelendchen, wenn alle Gerichte auch als kleine Portion mit Preisabschlag offeriert werden?

Der sprachlichen Kreativität sind hier keine Grenzen gesetzt.

Als Vorschlag sei hier schlicht die kleine Portion Schweinelendchen genannt.

Eine nette Formulierung wäre vielleicht auch Schweinelendchen nach Fingerfood Art.
Bei einer kleinen Portion Schweinelendchen kann die Frage erlaubt sein, ob überhaupt Messer und Gabel als Esswerkzeug von Nöten sind.
Warum wird nicht gleich, wie bei einem Rumpsteak üblich, die Grammzahl angegeben, die das Fleischstück hat?
Bei Pizzen wird oft auch der Durchmesser auf der Speisekarte angegeben. Dies sorgt für klare Verhältnisse.
Und wer seine Küchenwaage oder ein Metermaß dabeihat, kann auch nach dem Motto „Vertrauen ist gut, Kontrolle ist besser" überprüfen, ob die Gewichtsangabe und der Durchmesser auch tatsächlich zutreffend sind.

Station 11

Döner mit allem!

Wir zählen auf unserer Reise keine Kalorien, sondern gönnen uns auch einmal einen Döner.

Der Döner ist ein Klassiker unter den Fastfood-Gerichten. Routinemäßig erklingt beim Befüllen des Brotfladens die Frage „Mit allem?" Eine nähere Enumeration, was „mit allem" bedeutet, erfolgt nicht. Selbst wenn als Antwort der Döner „mit allem" gewünscht wird, weiß der Kunde oft nicht, mit welchen Lebensmitteln der Brotfladen bestückt wird.

Optisch ist zwar in der Auslage sichtbar, was „alles" vermutlich bedeutet. Eine Beschriftung sucht man oft vergebens.

Und wenn im Dönerladen auch noch Pizzastücke angeboten werden, erhält man bei Bestellung eines Döners „mit allem" vielleicht auch noch ein Pizzastück dazu?

Ist es uns egal, was wir essen? Führt die Vielzahl an möglichen Füllungen für den Döner dazu, dass wir gar nicht mehr den Überblick haben oder haben wollen über die Lebensmittel, die wir unserem Körper zuführen?

Die Antwort „mit allem" kann auch eine befreiende Wirkung haben, indem man sich nicht konkret noch den Kopf zerbrechen muss, ob die Tomaten nun weggelassen werden sollen oder etwa auch die Zwiebeln.

Bildlich gesprochen kommt man sich bei der Bestellung eines Döners vor wie beim Bauen mit Duplosteinen.

Es gibt verschiedene Bausteine in verschiedenen Farben und der Baumeister, sprich der Kunde, muss selbst entscheiden, wie bunt das Bauwerk werden soll und welche Bausteine verwendet werden sollen, um ein Bauwerk (Döner) zu erhalten, das den eigenen Vorstellungen entspricht und so stabil ist, dass es nachhaltig hält (nachhaltig satt macht).
Wer als Kind gerne mit Duplo gespielt hat, kann beim Kauf eines Döners in Erinnerungen an die Kindheit schwelgen und somit die Wartezeit überbrücken, bis der Döner, wenn er „mit allem" sein soll, gefüllt ist.
Schöne Erinnerungen an den Döner verbinde ich mit der Leipziger Buchmesse. Während des Messewochenendes waren mein Mann und ich zweimal Gast an einer Dönerbude und haben uns dieses kulinarische Erlebnis gegönnt. Im Urlaub macht man Dinge, die zu Hause nicht Usus sind. Außerdem kann man beim Döner nicht viel falsch machen und muss in einer fremden Stadt nicht lange überlegen, welches Lokal aufgesucht wird. Die Auswahl eines Lokals in einer fremden Stadt kann eine große Herausforderung darstellen und lässt das Gehirn nicht zur Ruhe kommen.
Beim Döner hat man ja alles, wenn man ihn „mit allem" nimmt, so dass sich Zufriedenheit breit machen kann.

Station 12

Räuberteller!

Jetzt wird es spannend auf unserer Reise! Wir begeben uns in die Welt der Kriminellen! Keine Sorge, wir schauen uns nun nicht gemeinsam eine Folge Tatort an, sondern lesen einfach auf der Speisekarte, was für Kinder angeboten wird.
Kinder sind Räuber! Wenn man einige Speisekarten liest, könnte der vorgenannte Satz zutreffend sein!
Unter der Rubrik, „Für unsere kleinen Gäste", beziehungsweise auf der Kinderkarte wird Kindern die Möglichkeit geboten, lediglich einen leeren Teller mit Besteck zu bekommen, damit sie dann vom Essen auf dem Teller der Eltern räubern können.
Die Idee mag zwar sinnvoll sein, um Kindern ein gesünderes Essen als Chicken Nuggets oder Fischstäbchen zu ermöglichen, wenn sie vom Tafelspitz mit buntem Gemüse und Kartoffelpüree mitessen können oder um das Wegwerfen von Essensresten zu vermeiden.
Zieht man Wikipedia zu Rate, so ist ein Räuber eine Person, die einen Raub begeht oder begangen hat[2].
Raub im juristischen Sinne (§ 249 StGB) setzt die Wegnahme einer fremden beweglichen Sache mit Gewalt gegen eine Person oder unter Anwendung von Drohungen mit gegenwärtiger Gefahr für Leib oder Leben voraus.
In manchen Speisekarten wird der Räuberteller auch so umschrieben, dass die Kinder bei Mama oder Papa

---

2 https://de.wikipedia.org/wiki/Räuber

auf dem Teller klauen dürfen. Dabei sind die Eltern ja einverstanden, dass die Kinder von ihrem Teller Speisen mitessen beziehungsweise der Restaurantinhaber ist ebenfalls einverstanden.
Klauen ist sprachlich also eher fehl am Platz.
Sprachlich noch schwieriger wird es, wenn Kinder mit Onkel oder Tante essen gehen und von deren Teller mitessen wollen. Dann stellt sich die Frage, ob man nur bei Eltern klauen darf oder bei Begleitpersonen jeder Art oder zumindest nahen Verwandten.
Auch wenn der Begriff Räuberteller humorvoll gedacht ist und vielleicht ein bisschen an den Räuber Hotzenplotz erinnern soll, sollte man sich bewusst sein, dass der Räuberteller in der Wortwahl mit Gewalt assoziiert werden kann, auch wenn der Begriff viel Potential enthält, um die Fantasie bei Kindern anzuregen.

Station 13

Fühlen Sie sich einfach wie zu Hause

Wir begeben uns nun auf Wege abseits der Welt der Kulinarik und machen einfach ein bisschen Urlaub.
Ich jedenfalls brauche im Urlaub einen Tapetenwechsel. Ich verreise nicht, damit zu Hause die Tapete während meiner Abwesenheit gewechselt werden kann. Um wirklich Abstand vom Alltag zu bekommen, verreise ich daher – bis auf den Urlaub in der Weihnachtszeit – für ein bis zwei Wochen.
Wie will ich mich im Reisequartier fühlen? Möchte ich an zu Hause erinnert werden? Manche Leute halten auch beim Urlaub fernab von Balkonien Kontakt mit Angehörigen oder Freunden in der Heimat, so dass ein gewisser Bezug zu „zu Hause“ auf diese Art gegeben ist.
Einige Hotels werben auf ihrer Homepage mit dem Satz „Fühlen Sie sich wie zu Hause.“ Auch Sätze wie etwa „das Personal wird dafür sorgen, dass die Gäste sich wie zu Hause fühlen“, sind gängig zu lesen.
Möchte sich der Gast aber im Hotel wie zu Hause fühlen? Verreist man nicht gerade deswegen, um nicht zu Hause zu sein und bewusst andere Eindrücke zu erleben als zu Hause?
Einige Erholungssuchende hegen die Erwartung, während des Reiseaufenthaltes in einer anderen Umgebung einen Kontrast zum Alltag zu erleben. Wer zu Hause in luxuriöser Ausstattung wohnt, möchte beim Übernachten in einer Unterkunft in einem fremden

Bett während des Urlaubs vielleicht bewusst einfache Wohnverhältnisse.
Verreisen im Urlaub soll sich anders anfühlen als Urlaub zu Hause und damit ist nicht nur im wörtlichen Sinne der Tastsinn oder ein Perspektivenwechsel gemeint.
Augen, Ohren, Hände, Nase und Mund wollen nicht an zu Hause erinnert werden.
Wenn man sich in der Reiseunterkunft wie zu Hause fühlt, stellt sich die Frage, weshalb überhaupt im Urlaub eine Reise angetreten wurde. Vielleicht werden die eigenen vier Wände gerade renoviert und sind unbewohnbar, so dass der Aufenthalt im Hotel oder einer anderen Unterkunft nur als Ausweichquartier dient?
Baut der Vergleich eines Reiseaufenthalts mit zu Hause nicht auch einen Druck auf für die Rückkehr nach Hause? Wer im Urlaub im Hotel sich morgens zum Frühstücksbuffet einen frisch gepressten Organgensaft nehmen konnte, wird vielleicht diese nette Urlaubsgewohnheit zu Hause fortführen wollen.
Es gibt jedoch auch Situationen, gerade am Frühstücksbuffet, dass der Gast sich wie zu Hause fühlt. Man nehme zwei Löffel Nackthafer und fülle diese in die Handschrotmühle. Und schon fühlt man sich wie zu Hause!
Oder man denke nur an die Eierkochstationen, an denen der Gast sich selbst ein Ei mit Kochlänge seiner Wahl zubereiten kann. Aber Achtung! Es besteht die Gefahr, dass ein anderer Gast sich aus Versehen im Ei vergreift! Dieses Risiko besteht zu Hause eher nicht.

Also ist das Eierkochen doch ein abenteuerliches Erlebnis und nicht vergleichbar mit zu Hause! Und den Krimi kann man getrost zu Hause lassen, denn Eierdiebe zu überführen bietet viel mehr Nervenkitzel. Und wann kommt man selbst schon einmal in den Genuss, seine detektivischen Fähigkeiten unter Beweis zu stellen?
Es gibt jedoch eine Möglichkeit, sich im Reisedomizil wie zu Hause zu fühlen! Wer den Urlaubsgewohnheiten treu bleibt und regelmäßig dasselbe Hotel als Reiseziel ansteuert, verbringt je nach Länge und Häufigkeit des Urlaubs große Teile seines Lebens als Stammgast im selben Hotel. Aber dazu müsste man schon mehr Zeit im selben Hotel als zu Hause verbringen, damit man das Hotel gewissermaßen als zweites zu Hause bezeichnen kann.

Exkurs: Urlaub

Auch Autisten brauchen Urlaub. Seit einigen Jahren steuern mein Mann und ich im Urlaub im Sommer immer dasselbe Hotel im Allgäu an. Ich liebe gleiche Abläufe und möchte im Urlaub mein Gehirn nicht mit Planungen konfrontieren. Auch ist es für mich eine Erleichterung, wenn ich im Voraus weiß, was auf mich zukommt. Neuland im Urlaub – zumindest für eine Dauer von 14 Tagen – wäre mit innerer Unruhe und Unbehagen lange im Vorfeld verbunden. Als Autist bin ich oft mental erschöpft. Viele Eindrücke strömen in den Kopf und kommen dort ungefiltert herein. Bis dann eine gewisse Ordnung im Kopf entsteht, ist viel Kraft aufgebraucht. Die Festplatte rattert oft. Und wenn dann noch Geräusche hinzukommen, ist ein Urlaub ohne viele Reize im Zeitalter der Reizüberflutung Gold wert. Aber ohne meine Ohrstöpsel und meine Noice Cancelling Kopfhörer verreise ich nicht. Denn die saftigen Wiesen im Allgäu müssen schließlich auch irgendwann gemäht werden, es sei denn, die Kühe übernehmen das Mähen.

Station 14

Wir haben einen festen Tisch für Sie!

Jetzt brechen wir gleich zu einem Hotelurlaub auf! Der Energiespeicher ist so leer, der persönliche Akku hat keinen Saft mehr. Eine Urlaubsreise ist zur physischen und psychischen Regeneration nötig. Das Hotel ist gebucht, die Reise kann losgehen. Vorfreude auf einen einwöchigen Aufenthalt in einem Wellnesshotel macht sich breit. Das Herz jubiliert beim Lesen der Homepage des Hotels, weil für jeden Gast ein fester Tisch für die Mahlzeiten reserviert ist.

Endlich einmal kein Tisch wie zu Hause, der ständig wackelt. Und der Werkzeugkoffer kann getrost zu Hause bleiben.

Erwartet den Gast nun vielleicht ein Tisch aus massivem Eichenholz? Oder ist der Tisch vielleicht mit einer Winkelleiste an der Wand fixiert?

Beim Eintreffen im Hotel ist jedoch ein Tisch vorzufinden, der sich durchaus auch ohne tägliches Hanteltraining leicht verrücken lässt. Das ist doch verrückt!

Aber dafür darf ein Gast für die Dauer des gebuchten Aufenthalts immer während der Essenszeiten am selben Tisch sitzen. Wenn nicht das Gästepublikum wechselt, hat das Auge wenig Neues zu entdecken. Aber vielleicht haben die Gäste an den Nachbartischen öfter eine andere Garderobe an, so dass eine kleine Modenschau ein bisschen Abwechslung für die Augen bietet.

Ein fester Tisch hat auch den Vorteil, dass die Gäste beim gleichzeitigen Betreten des Restaurants ihre

Sprintqualitäten nicht unter Beweis stellen müssen, um sich einen bestimmten Platz zu ergattern.
Zudem sind im Falle von drei Mahlzeiten am Tag im Hotel drei Entscheidungen weniger zu treffen. Was für eine Entlastung für das Gehirn! Die grauen Zellen müssen sich nicht damit befassen, an welchem Tisch die Mahlzeiten eingenommen werden sollen. Fremdbestimmung im Urlaub ist stattdessen angesagt! Es ist doch schön, sich im Urlaub um nichts kümmern zu müssen!
Mit einem festen Tisch im Hotel ist jeder Tag ein Fest! Es gibt schließlich im Urlaub bestimmt jeden Tag etwas zu feiern und wenn es nur die Tatsache ist, dass man im Urlaub einen festen Tisch hat.
Aber Spaß beiseite: Es gibt bestimmt jeden Tag etwas, das es wert ist, als besonders gewürdigt zu werden. Und sei es nur, dass es statt fünf Stunden wie am Vortag nur vier Stunden geregnet hat.

Station 15

¾ Verwöhnpension

Wollen wir uns auf der Reise nun etwas verwöhnen lassen? Immerhin haben wir bereits mehr als die Hälfte der Stationen auf unserer Sprachreise absolviert, so dass eine Verwöhnung angebracht ist. Viele Menschen – ich zähle mich auch dazu – lieben es, sich einfach mal im Hotel verwöhnen zu lassen: nicht selbst am Herd stehen zu müssen, morgens kein Bett zu machen, sich an den gedeckten Tisch setzen zu können. Die Vorfreude darauf zeigt schon, wie wichtig Berufe im Hotelgewerbe sind, damit ein Verwöhnprogramm mit Bekochtwerden … im Urlaub überhaupt möglich ist.
Zahlreiche Hotels der gehobenen Kategorie mit einem größeren Wellnessangebot bieten bei den Inklusivleistungen eine ¾ Verwöhnpension an. Ähnliche Formulierungen lauten ¾ Genusspension oder ¾ Genießerpension.
Bei Wikipedia im Internet findet man zwar einen Eintrag zu Halbpension und zu Vollpension, an die ¾ Verwöhnpension hat sich jedoch noch niemand gewagt. Vielleicht ist es sehr schwierig, diesen Begriff zu umschreiben?
Neben Frühstück und Abendessen erhält der Gast bei der ¾ Verwöhnpension auch noch mittags oder nachmittags beziehungsweise mittags und nachmittags die Möglichkeit, sich an einem Buffet mit Speisen und manchmal auch Getränken zu bedienen. Vielfach sind es nicht nur Snacks, auch wenn sich einige Hotels dieser Wortwahl bedienen. Die Buffets sind oft gut be-

stückt mit Suppe, Salaten, einem oder mehreren warmen Gerichten und einer Auswahl an verschiedenen Kuchensorten. Auch wenn die warmen Gerichte als kleine warme Gerichte bezeichnet werden, dürften Spaghetti Bolognese, Schnitzel oder Gulasch mit Nudeln auf einer Speisekarte in einem Restaurant eher in der Kategorie Hauptgericht zu finden sein.

Den Begriff ¾ Verwöhnpension kann man auch einer Betrachtung unter dem Aspekt Zeit unterziehen. Bei großzügig bemessenen Essenszeiten besteht die Möglichkeit, drei Stunden am Tag (07.30 Uhr bis 10.30 Uhr) zu frühstücken und sich für das Abendessen drei Stunden Zeit zu lassen (18 Uhr bis 21 Uhr). Das sind summa summarum schon einmal sechs Stunden.

Wenn der Nachmittagssnack sich in einem Zeitfenster von ebenfalls drei Stunden erstreckt (z.B. 13 Uhr bis 16 Uhr), hat ein Gast neun Stunden am Tag die Möglichkeit, sich kulinarisch mit Speisen verwöhnen zu lassen.

Der Tag hat 24 Stunden. Drei Viertel des Tages entsprechen 18 Stunden. Zieht man jedoch von den 24 Stunden großzügig neun Stunden Schlaf ab, da im Urlaub oft ein erhöhtes Schlafbedürfnis (zumindest bei mir) besteht, verbleiben vom Tag ohne Schlafen noch 15 Stunden. Drei Viertel gerechnet von 15 Stunden sind ca. 12 Stunden.

Also wird man, egal wie man rechnet, nicht ¾ des Tages kulinarisch verwöhnt.

Aber Achtung! In vielen Hotels wird im Wellnessbereich Obst kostenfrei zum Verzehr zur Verfügung gestellt. Auch im Foyer ist manchmal eine Schale mit Äpfeln vorzufinden. Da das Foyer in der Regel auch

nachts betreten werden kann, besteht bei genauer Betrachtung unter zeitlichen Gesichtspunkten bei gebuchter ¾ Verwöhnpension sogar die Möglichkeit zur Vollpension.
Zumindest braucht man, einer alten Redewendung nach, keinen Arzt, wenn man täglich einen Apfel verzehrt. Ein Hoch auf den Apfel und die Möglichkeit der Vollpension trotz gebuchter ¾ Verwöhnpension! In einem Wettbewerb der schönen Wörter könnte die ¾ Verwöhnpension große Chancen haben, sich gegen die Vollpension durchzusetzen.

Station 16

Brötchenservice

Wir wechseln nun auf unserer Reise die Unterkunftsart. Statt in einem Hotel machen wir es uns in einer Ferienwohnung gemütlich.
Ich habe schon viele schöne Urlaube in Ferienwohnungen erlebt und habe in der Kindheit meinen Bewegungsdrang damit verbunden, morgens für die Familie frische Brötchen zum Frühstück zu kaufen.
Zu Hause esse ich jeden Morgen Müsli zum Frühstück, aber auch heute noch sind frische Brötchen in der Reiseunterkunft zum Frühstück für mich eine Bereicherung des Urlaubs. Im Hotel wird daher von mir vor dem Müsli ein Brötchen verzehrt.
Ohne mein morgendliches Müsli zu Hause würde mein inneres Gerüst zusammenstürzen. Schon eine nüchterne Blutabnahme morgens beim Arzt ist für mich eine mittlere Katastrophe. Ich teile aber bereits bei der Terminvergabe mit, dass ich nicht nüchtern kommen werde. Das funktioniert dann auch in der Regel, so dass ich meine Abläufe nicht ändern muss und ein inneres Chaos durch diese klare Kommunikation vermieden werden kann.
Aber nach diesem kurzen Exkurs von Brötchen und Müsli zur Blutabnahme zurück zum Urlaub in einer Ferienwohnung. Was gibt es beim Urlaub in der Ferienwohnung sprachlich zu erleben? Und hier ist nicht gemeint, dass man in Ferienwohnungen auch außerhalb der Ferien Urlaub machen kann. Stattdessen be-

schäftigen wir uns mit einem bestimmten Service, der in vielen Ferienwohnungen angeboten wird.
Wer frisches Brot zum Frühstück als unabdingbar ansieht und nicht selbst jeden Morgen vor dem Frühstück die Ferienwohnung verlassen möchte, um frisches Brot zu kaufen, wird wohl vergebens im Internet nach einer Ferienwohnung suchen, die explizit einen Brotservice anbietet.
Brötchenesser sind eben etwas Besseres! Wer das Brötchen nicht ehrt, ist des Brötchenservices nicht wert!
Auf einer Ebene mit den Brotessern stehen auch Croissantliebhaber oder Brezelesser beim Urlaub in der Ferienwohnung. Aber vielleicht muss man sich den Genuss eines Croissants oder einer Brezel erst durch einen Spaziergang in die Bäckerei verdienen? Wer auf der Suche nach einer neuen Erwerbstätigkeit ist, kann auch einfach einen Brotservice, Croissantservice oder Brezelservice ins Leben rufen. Aber die Kuchenliebhaber sind dann immer noch nicht versorgt und profitieren als kulinarische Außenseiter beispielsweise nicht von einem Brotservice.
Oder man fragt einfach in der Bäckerei, die einen Brötchenservice anbietet, nach, ob ausnahmsweise auch andere Backwaren als Brötchen als Service der Bäckerei in die Ferienwohnung geliefert werden können. Ein Nachteil dürfte der Bäckerei dadurch nicht entstehen.
Am einfachsten wäre es, wenn die Bäckerei einen Backwarenservice anbietet. Dann kommen alle Backwarenliebhaber beim Urlaub in der Ferienwohnung in den Genuss der Lieferung von Backwaren.

Oder man vertraut nur den eigenen Backkünsten und bäckt selbst Backwaren nach den eigenen Vorlieben. Gerade wenn man zu Hause sonst nicht selbst bäckt, kann ein solcher Backurlaub neue Energien freisetzen. Kreativ sein im Urlaub kann Körper und Geist stärken! Beim Backen kann man sich dann auch eine schöne Formulierung einfallen lassen, wie der Bäcker einen Service der Lieferung von Backwaren am besten nennt.

Station 17

Busse willkommen!

Wir verlassen nun die Ferienwohnung, setzen unsere Reise mit dem Bus fort und treffen dabei auf interessante Formulierungen.
Einige Gasthöfe und Hotels werben mit dem Hinweis „Busse willkommen“. Sind Busfahrer und die Busreisenden auch willkommen oder bietet der Betrieb gerade für Busse eine exzellente Möglichkeit zum Parken, so dass deswegen Busse willkommen sind?
Vielfältige Interpretationsmöglichkeiten bieten sich an. Ist ein einzelner Bus auch willkommen oder sind nur mehrere Busse gern gesehen?
Was besagt ein solcher Hinweis für Gäste, die keiner Busreisegruppe angehören? Wäre es als Gast womöglich ratsamer, ein anderes Lokal aufzusuchen, da eventuell lange Wartezeiten für das Essen bestehen, wenn eine größere Busreisegruppe zu verpflegen ist? Oder ist es geschickt gerade wegen des Hinweisschildes „Busse willkommen“ das Lokal aufzusuchen, da das Lokal mit hohem Gästeaufkommen möglicherweise gut zurechtkommt?
Am besten ist es wohl, man durchwühlt zu Hause die Spielzeugkiste aus Kindheitstagen und nimmt vielleicht einen Playmobil-Bus in das Lokal beziehungsweise Hotel mit. Der freut sich bestimmt auch einmal, wenn er mal wieder willkommen ist und nicht in der Kiste sein Dasein fristen muss.
Ich habe als Kind liebend gern mit Playmobil gespielt und habe den Großteil der Playmobil-Spielsachen im-

mer noch aufgehoben, da ich mich von diesen nicht trennen kann. Der Playmobil-Schulbus ist daher bei mir in der Kiste auf dem Dachboden immer noch willkommen.

Station 18

Ich muss zum Doktor

Die Urlaubsreise ist vorbei, nicht jedoch unsere Sprachreise. Leider hat sich ein Reisender einen Magen-Darm-Infekt eingefangen und verbringt nun fast mehr Zeit auf der Toilette als mit seiner Ehefrau.
„Ich gehe nachher zum Doktor. Ich muss ein Rezept holen." So oder vom Wortlaut ähnlich könnte die Kommunikation des Ehepaars lauten, dessen einer Ehepartner leider im Reisegepäck einen Magen-Darm-Virus hatte.
Auch wenn es auf den ersten Blick nicht so klar wirkt, dürfte die Äußerung wohl mehrheitlich so verstanden werden, dass jemand zu einem Arzt geht, um sich eine Verordnung von einem Medikament oder einem medizinischen Hilfsmittel zu holen. Schneidet man das Wort Doktor mit dem Skalpell auf, so entdeckt man nur einen Titel. Viele Ärzte haben zwar einen Doktortitel, aber die These aufzustellen, dass jeder Arzt in Deutschland eine Promotion erfolgreich absolviert hat, wäre zu gewagt. Ich jedenfalls würde keine Wette abschließen und darauf wetten, dass jeder Arzt einen Doktortitel führen darf.
Bei dem Satz „Ich geh nachher zum Doktor" ist noch nicht einmal sichergestellt, dass der Gang zum Humanmediziner führt. Auch Tierärzte stellen Rezepte aus für die Halter von vierbeinigen Patienten beziehungsweise für Halter von Tieren, die keine vier Beine haben.

Vielleicht hat der Arzt auch zu einer Ernährungsumstellung geraten und ein neues Kochrezept liegt in der Arztpraxis zur Abholung bereit?
Es gibt mittlerweile sogar schon Kinderlieder, die den Titel „Ich gehe zum Doktor“ haben. Vielleicht haben ja alle Kinderärzte einen Doktortitel!

Station 19

Haben Sie Ihr Kärtchen dabei?

Wir verbleiben auf unserer Sprachreise im medizinischen Bereich und betreten nun eine Arztpraxis. Zahlreiche Kassenpatienten haben eine bestimmte Frage bei einem Arztbesuch sicherlich schon einmal vernommen und zwar die Frage „Haben Sie Ihr Kärtchen dabei?"

Die Frage „Haben Sie Ihr Kärtchen dabei?" birgt in mehrfacher Hinsicht Potential für Sprachakrobaten. Zum einen handelt es sich um eine geschlossene Frage, die als Antwortmöglichkeit ja oder nein zulässt. Das bloße Dabeihaben des Kärtchens führt nur dann, wenn der Karteninhaber mit dem Appellohr hört, dazu, dass auf diese geschlossene Frage ein Kärtchen übergeben wird.

Mittlerweile werden im Zeitalter von Kundenkarten diese im Portemonnaie oft in höherer Stückzahl als Geldscheine mitgeführt. Welches Kärtchen ist nun gemeint? Mit der ADAC-Mitgliedskarte z.B. bieten sich zwar zahlreiche Vorteile, wenn das Auto nach dem Besuch der Arztpraxis nicht mehr anspringt.

Die Sprechstundenhilfe würde sich auch bestimmt als nette Geste freuen, wenn ihr als Dankeschön für die gute Patientenbetreuung eine Geschenkkarte z.B. eines Bekleidungsgeschäfts oder einer Drogerie überreicht wird.

Treuer Wegbegleiter ist jedoch bei Kassenpatienten stets das Krankenkassenkärtchen, das bei der Eingangsfrage gemeint ist, auch wenn es beim Arzt noch keine Treuepunkte für treue Patienten auf das Kärtchen gibt.

Station 20

Briefkasten

Nach Verlassen der Arztpraxis kommen wir auf der Sprachreise auf dem Weg nach Hause an einem Gegenstand vorbei, in den man unter anderem Briefe und Postkarten einwerfen kann, die – wenn auch mittlerweile nicht mehr an jedem Werktag – von der Deutschen Post an den Empfänger weiterbefördert werden. Im Volksmund wirft man diese Art von Post, also Briefe und Postkarten, in den Briefkasten.
Man präge sich das Wort Briefkasten gut ein, denn bei Fortschreiten der Digitalisierung würde nicht jedermann eine Wette darauf abschließen, dass es in Zukunft noch lange Briefkästen gibt. Wenn ich einen gelben Briefkasten von Playmobil besäße, wäre dieser in der Zukunft vielleicht ob seiner Rarität ein kleines Vermögen wert.
Aber hier geht jetzt sprachlich die Post ab, wenn wir den Briefkasten einer etwas genaueren Betrachtung unterziehen.
Denn Achtung! Welcher Briefkasten ist nun gemeint? Der private Briefkasten am Haus oder der Briefkasten der Deutschen Post? Und schon zeigt sich die deutsche Sprache wieder einmal von ihrer doppeldeutigen Seite. Bei der Recherche in Wikipedia findet man für den Kasten, in den der Absender oder eine vom Absender beauftragte Person Briefe, Postkarten und anderes einwirft, das Wort Postkasten. Briefkasten hingegen ist der Kasten, den der Empfänger zum Erhalt der Post anbringt.

Aber schneidet man sich beim Anbringen lediglich eines Briefkastens nicht die Möglichkeit ab, auch Postkarten zu empfangen? Wo werden diese hineingelegt? Muss man extra einen Postkartenkasten aufstellen oder eine Aufschrift auf dem Briefkasten anbringen, dass auch Postkarten dort eingelegt werden dürfen? Der Wortlaut Briefkasten legt es zumindest nahe, dass die Postkarte nicht so leicht einen Landeplatz beim Empfänger findet. Vielleicht wird sie ja deshalb immer seltener aus dem Urlaub geschrieben.
Auch wenn die Post im Wandel der Zeiten einige Änderungen vorgenommen hat, durften und dürfen auch Postkartenschreiber weiterhin darauf vertrauen, dass bei Einwurf einer ausreichend frankierten Postkarte in den Postkasten diese innerhalb der geltenden Postlaufzeiten befördert wird und im Briefkasten des Empfängers landet, vorausgesetzt, der Briefkasten quillt nicht über.
Also kann man sowohl als Absender als auch als Adressat einer Postkarte aufatmen. Der Briefkasten hat keine Gefühle, so dass dieser sich nicht freuen kann, wenn eine Postkarte den Weg zu ihm findet.
Und ein sprachliches Schmankerl ist es, wenn man auf die Postkarte eine Briefmarke klebt. Denn im Zeitalter der zunehmenden digitalen Kommunikation werden sicherlich keine Postkartenmarken mehr eingeführt werden.

Station 21

Die Spül- und Trockenmaschine

Nachdem wir im Urlaub schon eine ¾ Verwöhnpension genießen durften, starten wir gut erholt in die in den meisten Haushalten wohl tägliche Hausarbeit. Denn das bisschen Haushalt macht die Spülmaschine nicht alleine.
Als technische Haushaltshilfen bewohnen in vielen Haushalten Waschmaschine und Trockner die Wohnung oder das Haus, auch wenn sie im Gegensatz zur Spülmaschine aufgrund ihres Standorts im Keller, Bad oder Haushaltsraum vom Leben der anderen Bewohner nicht so viel mitbekommen.
Dafür ist die Spülmaschine mehr gefordert als Waschmaschine oder Trockner, denn sie hat die wichtige Aufgabe, das Geschirr nicht nur zu spülen, sondern auch zu trocknen. Eine herkulische Aufgabe!
Die Waschmaschine kann sich hingegen auf das Waschen der Wäsche und der Trockner auf das Trocknen der Wäsche konzentrieren. Und trotz dieser Doppelbelastung muss die Spülmaschine in ihrem Namen die Funktion des Trocknens entbehren. Aber die Spülfunktion möchte mit der Trocknerfunktion keine sprachliche Verbindung eingehen, sondern pocht auf ihr sprachliches Eigenleben. „Wenn ich schon so viel Schmutz vom Geschirr entferne, damit sich niemand die Hände dreckig machen muss, dann soll diese anspruchsvolle Tätigkeit auch sprachlich hervorgehoben werden. Für das Trocknen brauchen mich die Menschen nicht so sehr, denn nach einer gewissen Zeit,

wenn ich offen bin, ist auch nasses Geschirr trocken", könnte sich die Spülmaschine denken.
Wer dennoch die Trockenleistung der Spülmaschine auch im Sprachgebrauch besonders würdigen will, kann seine Spülmaschine ja insgeheim als Spül- und Trockenmaschine bezeichnen.
Aber einen unschlagbaren Vorteil hat es, wenn die Spülmaschine weiterhin Spülmaschine genannt wird. Man spart Zeit, wenn man seinen Freunden von der sensationellen Leistung der Spülmaschine vorschwärmen möchte. Das Wort Spülmaschine geht schneller über die Lippen als Spül- und Trockenmaschine.
Man denke auch an die Verkäufer, die mehrmals täglich versuchen, eine Spülmaschine zu verkaufen. Diese verwenden das Wort Spülmaschine fast im Dauergebrauch.
Ein jeder kann sich selbst die Frage stellen, wie oft er am Tag das Wort Spülmaschine verwendet. Wenn ich mich diesem Selbsttest unterziehe, kommt in der Regel ein mindestens einmal täglicher Gebrauch des Wortes Spülmaschine als Ergebnis heraus.

Station 22

Bücher, die man gelesen haben muss

Im Urlaubsgepäck nehmen viele Reisende gerne Lesefutter mit. Aber zunächst ist zu klären, welches Buch oder welche Bücher in den Genuss kommen, Reisebegleiter zu sein.
Ich brauche einige Zeit, um die Leseauswahl im Vorfeld der Urlaubsreise zu treffen. Nicht jedes Buch besteht die Aufnahmeprüfung meiner Interessen.
Wie findet man als Leser das passende Buch? Ein Buchhändler muss sich doch manchmal vorkommen wie in einer Partnervermittlung, wenn er Buch und Leser so zusammenbringen will, dass diese lange zusammenbleiben und der Leser Gefallen am Buch hat. Ein Buch soll ein treuer Gefährte in guten wie in schlechten Tagen sein.
Bei mir sind bei einer Urlaubsreise jede Menge Bücher im Gepäck. Und auch der E-Book-Reader darf nicht fehlen, falls ich zu wenig Bücher mitgenommen habe.
Auf der anderen Seite reise ich auch nicht nur mit dem E-Book-Reader, da ich der Technik nicht 100 Prozent mein Vertrauen schenke.
Es könnte sein, dass möglicherweise gerade während der Reise mein E-Book-Reader seine Tücken hat. Daher gehe ich immer auf Nummer sicher und reise buchmäßig gesehen immer auch analog.
Aber zurück zur Frage der Buchauswahl.
Es gibt Buchhandlungen und Verlage, die bestimmte Bücher als solche anpreisen, die man gelesen haben

muss. In einer weniger scharfen Variante ist dann von Büchern, die man gelesen haben sollte, die Rede.
In der Schule mag es zwar sein, dass gewisse Bücher von den Schülern gelesen werden müssen, denn bei Nichtbefolgung folgt eventuell eine schlechte Benotung in einer Klassenarbeit.
Das Wort „müssen" hat Ähnlichkeit mit einem Befehl beziehungsweise dem Befolgen einer Regel oder eines Gesetzes, das einzuhalten ist.
Passiert jedoch etwas, wenn ein Erwachsener Goethes Faust nicht gelesen hat? Ist man dadurch ein schlechter Mensch, wenn man diesen Klassiker der deutschen Literatur nicht gelesen hat?
Ein Buch gelesen zu haben, bedeutet mitnichten, dass auch der Inhalt wahrgenommen oder verstanden wurde. Man kann ein Buch auf verschiedene Art und Weise lesen. Es ist nicht selbstverständlich, dass ein Buch auch sinnerfassend gelesen wird.
Bei einem Buch, das man gelesen haben muss, kann sich auch ein schlechtes Gewissen einstellen, wenn man sich noch nicht als Leser dieses Buchs bezeichnen kann.
Das Verb „müssen" sollte daher nur in homöopathischen Dosen im Sprachgebrauch eingesetzt werden. Es gibt vielfältige Möglichkeiten einer anderen Ausdrucksweise. Vielleicht erweitert es den Horizont, wenn man bestimmte Bücher gelesen hat? „Müssen" ist generell ein Wort, das ich mehr und mehr versuche, aus meinem Sprachgebrauch zu verbannen. „Müssen" hört sich drastisch und befehlsartig an und kann mich selbst unter Druck setzen. Ein Ohren-

schmaus ist dieses Wort daher nicht. Ich nehme mir inneren Druck, wenn ich eine Aufgabe nicht erledigen „muss", sondern diese erledigen „möchte". Schon die Formulierung „Ich möchte etwas machen, damit ich es hinter mir habe", klingt wohltuender.

Station 23

Täglich frisch gebacken

Auf unserer Reise kommen wir an einem Sonntag an einem Supermarkt vorbei. Und was erregt unsere oder zumindest meine Aufmerksamkeit?
Ein Schild mit der Aufschrift „täglich frisch gebacken“.
Aber was sehen wir noch und macht unsere Freude auf ein frisches Brötchen zunichte? Der Supermarkt hat geschlossen! Das ist doch dann alles Lug und Trug, mag sich so mancher Liebhaber von frischen Backwaren denken.
Wenn mit „täglich frisch gebacken“ geworben wird, dann muss es auch täglich, also jeden Tag von Montag bis Sonntag, frische Backwaren geben.
Aber wer es ganz genau nimmt, kann bei „täglich frisch gebacken“ nicht erwarten, dass die Backwaren auch täglich zu kaufen sind. „Täglich frisch gebacken“ besagt nur, dass täglich, also an jedem Tag von Montag bis Sonntag, frisch gebacken wird.
Und was mit den Backwaren dann passiert, ob sie etwaig auch täglich zum Verkauf angeboten werden, ist dem Hinweis „täglich frisch gebacken“ hingegen nicht zu entnehmen. Also hat doch alles seine Richtigkeit, vorausgesetzt, dass im Supermarkt, der sonntags geschlossen hat und dennoch mit „täglich frisch gebacken“ wirbt, auch sonntags gebacken wird.
Wir wollen aber nicht zum Einbrecher werden und in den Supermarkt unberechtigt eindringen, um die Korrektheit des Hinweisschildes auf den sprachlichen Prüfstand zu stellen. Es ist ja auch schön, wenn statt dem

Hunger nach frischen Backwaren unser Sprachhunger gestillt ist. Denn ein solches Hinweisschild ist ein Erlebnis, das nicht so schnell der Vergessenheit anheimfällt.

Station 24

Belohnung

Respekt! Sie haben es geschafft, am Ball zu bleiben. Und Sie haben jetzt eine Vorstellung, wie viele Eindrücke auf einen Autisten einströmen können beim bloßen Lesen von alltäglichen Formulierungen. Versprochen ist versprochen und wird nicht gebrochen. Daher erhalten Sie jetzt eine Belohnung.

Wie wäre es als Belohnung mit einem Gesprächsleitfaden für ein Gespräch mit einem Autisten, wenn Sie nach der Reise noch nicht genügend Einblicke in meine sprachliche autistische Welt bekommen haben?

Wer Interesse an einem solchen Leitfaden hat und in Sachen Kommunikation mit einem Autisten etwas dazulernen möchte, dem sei angeraten, die Sprachreise an dieser Stelle noch nicht zu beenden, sondern die Reise ein klein wenig zu verlängern. Reisen soll ja bilden! Einmal noch kurz verschnaufen und dann kann die Verlängerung der Reise angetreten werden!

Station 25

Leitfaden für ein Gespräch mit einem Autisten

Kommunikation mit mir ist kein leichtes Unterfangen! Aber wer sich an mein Rezept hält, hat große Chancen, dass ein Gespräch mit mir am Ende auch als gelungen empfunden werden kann.

Man braucht keine besonderen Zutaten oder speziellen Kochkünste. Das Rezept ist einfacher Natur, so dass auch Personen, die wenig Erfahrung im Umgang mit Autisten haben, es leicht nachkochen können. Und die Rezepte sind alle schnell gekocht, so dass für ein Gespräch mit mir kein großer Zeitaufwand vonnöten ist. Niemand muss die Befürchtung haben, dass ich ihm ein Ohr abkaue.

Ob dieses Rezept auch auf andere Autisten übertragbar ist, muss jeder nach Anwendung des Rezepts selbst beurteilen. Jeder Autist ist anders, da die für Autisten typischen Symptome wie z.B. Schwierigkeiten in der sozialen Interaktion und Kommunikation, stereotype Verhaltensweisen, Vermeiden von Blickkontakt oder Schwierigkeiten bei der Interpretation von Mimik und Gestik unterschiedlich stark ausgeprägt sein können.

Ich schreibe die nachfolgenden Tipps daher bewusst bezogen auf meine Person, da jeder Mensch anders ist und sich Ratschläge nicht pauschal auf alle anderen Autisten übertragen lassen. Die Tipps sollen nicht so verstanden werden, dass ich auf das Einhalten der Tipps bestehe. Vielmehr sind sie dazu gedacht, einen Einblick zu gewähren, welche Schwierigkeiten in der Kommunikation mit einem Autisten anhand des Beispiels von mir auftreten können. Auch Nicht-Autisten haben gewisse Vorstellungen an eine gelungene Kommunikation, die es zu respektieren gilt. Eine gelungene Kommunikation erfordert eine Berücksichtigung der jeweiligen Bedürfnisse aller Kommunikationspartner.

Welche Zutaten sind nun erforderlich, um bei der Kommunikation die Bedürfnisse von Autisten am Beispiel meiner Person zu berücksichtigen?

1. Gespräche in einer größeren Gruppe können beim Durcheinanderreden zu einer Reizüberflutung führen. Durcheinanderreden sollte daher möglichst vermieden werden.

2. Die Kommunikation sollte nicht zu sprunghaft sein. Vor einem Themenwechsel sollte das zuvor besprochene Thema abgeschlossen sein.

3. Abschweifende Äußerungen bringen mich in Ungeduld. Das Gesagte sollte auf den Punkt gebracht werden. Dann muss das Gehirn weniger filtern.

4. Smalltalk wie z.B. über das Wetter sollte auf Sparflamme geschehen.

5. Bei Themen, die meine Gefühlswelt betreffen, sollte mir die Möglichkeit der schriftlichen Kommunikation gegeben werden. Insgesamt sollte je nach Erfahrung mit mir in der Kommunikation immer daran gedacht

werden, dass je nach Thema eine schriftliche Kommunikation zielführender sein könnte.

6. Es wäre manchmal ein Zusatz hilfreich, ob eine Äußerung ironisch beziehungsweise sarkastisch gemeint ist. Gerade in der schriftlichen Kommunikation bietet es sich an, ein Smiley zu verwenden, welches Humor darstellen soll.

7. Ich brauche manchmal Zeit, um meine Gedanken zu sortieren. Wenn das Gespräch von meiner Seite stockt und es daher zu einer kurzen Gesprächspause kommt, ist dies kein Zeichen von Unhöflichkeit meinem Gesprächspartner gegenüber. Der Kopf muss erst einmal die Gedanken sortieren, bevor ein neuer Satz von mir verlautbart wird.

8. Ich bediene mich im Gespräch gerne der Fragetechnik. Fragen sind schnell formuliert und ermöglichen mir, mich selbst gedanklich erst etwas zu ordnen.

9. Fragen an mich sollten möglichst präzise in Form von offenen Fragen gestellt werden, so dass ich gleich erkennen kann, auf was der Fragende bei der erwarteten Antwort hinauswill. Bei einer geschlossenen Frage kann es sein, dass entsprechend der Fragestellung nur eine Ja-Nein-Antwort gegeben wird. Eine offene Frage wie zum Beispiel „Wie war dein Wochenende?“, ist nicht gerade eine ideale Fragestellung an mich. Einfacher wäre es für mich, beispielsweise auf eine Frage wie „Was ich am Wochenende unter anderem alles

gemacht habe“ zu antworten. Der Zusatz erleichtert es mir unter anderem, dass ich bei der erwarteten Antwort nicht jedes Detail aufzählen soll, was ich alles am Wochenende gemacht habe, sondern dass ich nur einige Dinge meiner Wahl erzählen soll.

10. Aus meiner Mimik sollten keine falschen Rückschlüsse gezogen werden. Auch wenn mir etwas gefällt, kann es sein, dass der Blick recht starr ist.

11. Bei einem Gespräch wäre es schön, wenn der Geräuschpegel eine Kommunikation erlaubt, ohne fast schreien zu müssen. Es sollten daher z.B. in einem Restaurant an einem Tisch mit sechs Personen noch alle Redebeiträge für mich wahrnehmbar sein.

Danksagung

Autisten fällt es manchmal schwer, Gefühle zu zeigen und ihre Dankbarkeit auszudrücken. Schriftlich ist es für mich viel einfacher als mündlich, aufrichtig und von Herzen meinen Dank zu bekunden.

Ganz besonders möchte ich Cornelia Rohrmeier, Logopädin in Straubing, danken. Über längere Zeit hat sie mich mit meinen autistisch bedingten Kommunikationsschwierigkeiten hervorragend therapeutisch begleitet und mich dazu inspiriert, Humor mehr in mein Leben zu integrieren. Ich habe noch den Satz von ihr im Ohr, dass ich mich auf meiner Diagnose nicht ausruhen solle. Dieser Satz ist ein wertvoller Rat auf meinem Weg unterwegs mit dem Asperger-Syndrom. Ohne Frau Rohrmeier hätte es daher auch mein erstes Buch „Unterwegs mit dem Asperger-Syndrom“ nicht gegeben.
Dieses ist ebenfalls im Verlag Manuela Kinzel erschienen und wurde von mir unter dem Pseudonym Sieglinde G. verfasst.
Mit Frau Rohrmeier habe ich auch meine erste schriftstellerische Reise in die Welt des Humors unternommen und mit ihr zusammen das Buch „Und noch ein Sketch“, erschienen 2025 im Elysion Verlag, geschrieben.
Ich bin Frau Rohrmeier sehr dankbar, dass sie wie auch beim ersten Buch dieses neue Werk Korrektur gelesen hat.

Großer Dank gebührt auch Frau Kinzel und ihrem Mann, die nun zum zweiten Mal in ihrem Verlag ein Buch zum Thema Autismus mit mir herausgebracht haben. Die Zusammenarbeit war bestens. Wenn ich ein Anliegen hatte, war Frau Kinzel stets als Ansprechpartnerin schriftlich oder telefonisch verfügbar.

Auch wenn ich ihn zum Schluss nenne, ist mein Mann Roman Summer stets meine Nummer 1. Ihm sage ich danke, dass er im Urlaub oder Restaurant stets ein offenes Ohr hat, wenn ich ihn auf einige sprachliche Ungereimtheiten hinweise und wir dann rege humorvoll darüber diskutieren.

Unterwegs mit dem Asperger-Syndrom
von Sieglinde G.

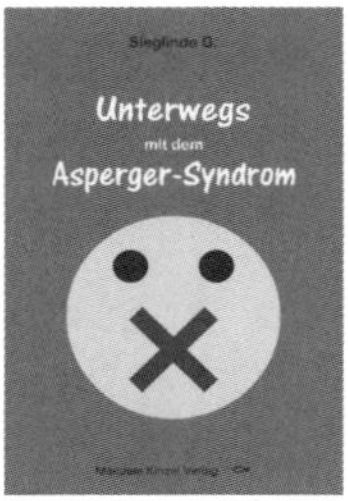

Zum Buch: Eine Juristin, bei der im Alter von 38 Jahren die Diagnose Asperger-Syndrom gestellt wurde, legt in ihrem Buch authentisch und offen ihre Schwierigkeiten, Besonderheiten und auch Vorteile des Asperger-Daseins dar, die sie auf ihrem bisherigen Lebensweg begleitet haben.
Es werden tiefe Einblicke in das Innere eines Aspies gewährt und insbesondere auch die Denkweise wird anhand von alltäglichen Beispielen plastisch geschildert.
Das Buch soll auch anderen vom Asperger-Syndrom Betroffenen Mut für Offenheit im Umgang mit der Diagnose machen. Zudem soll das Buch dazu beitragen, Störungen aus dem Autismus-Spektrum bekannter zu machen und aufzeigen, dass Aspies trotz bestimmter Schwierigkeiten auf dem ersten Arbeitsmarkt Fuß fassen können.

Taschenbuch * 134 Seiten * 16 € * ISBN 978-3-95544-167-8